AF460484

ÉLATINE

SOLUTION AQUEUSE DE GOUDRON DE SAPIN CONCENTRÉ

SON ACTION THÉRAPEUTIQUE EXPLIQUÉE

DANS LES MALADIES DES

Voies respiratoires, digestives et urinaires

L'ÉLATINE a la senteur des sapinières : sa couleur topaze est magnifique ; son goût et son odeur sont agréables.

(*Journal de Médecine et de Chirurgie pratiques.*)

Cet ouvrage ne 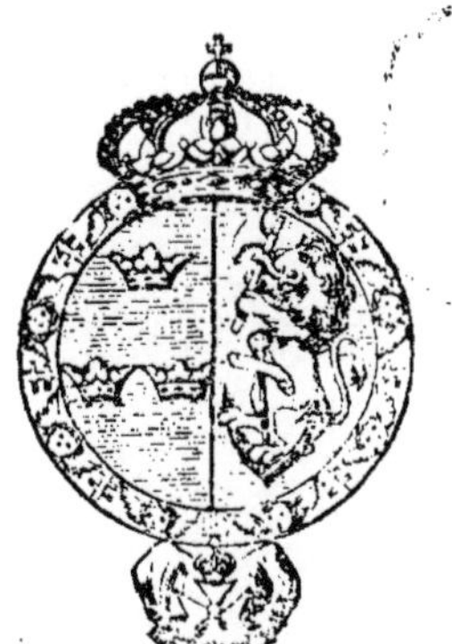 peut être vendu.

PARIS

PHARMACIE BÉRAL

14, RUE DE LA PAIX, 14

Nous recommandons tout particulièrement aux personnes qui font usage de la voix en public : aux prédicateurs, aux avocats, aux professeurs, aux chanteurs, etc., de lire avec la plus grande attention le n° 5 de la IIme section, page 13, et le mode d'emploi, page 32.

CERTIFICATS.

La doctrine de ce petit traité est entièrement conforme, NOUS SOMMES EN DROIT DE L'AFFIRMER, à celle de la *Thérapeutique* des Docteurs Trousseau et Pidoux, membres de l'Académie de médecine de Paris.

Nous n'avons pas cru, par convenance, devoir reproduire ici les adhésions des médecins qui ordonnent l'Elatine, et *qui en font usage pour eux-mêmes*. Mais nous pouvons affirmer que tous, sans exception, ayant une confiance absolue dans les substances balsamiques extraites des conifères, regardent comme très-importante la découverte de l'Elatine, dont les applications dans un grand nombre de maladies, ont, de leur propre aveu, dépassé leurs prévisions.

Si, dans cette brochure, nous n'avons pas publié les nombreuses guérisons opérées par l'Elatine, c'est qu'il nous a paru abusif de recourir à un mode de réclame trop souvent exploité. Toutefois nous avons fait exception à l'égard de quelques personnes qui, par l'autorité de leur position, ont elles-mêmes donné du retentissement aux excellents effets qu'elles en ont ressenti. Mais ce qui, en outre, offrira une garantie également sérieuse quoique discrète, c'est qu'à la pharmacie Béral on fournira *avec empressement* les renseignements les plus précis et les preuves les plus irrécusables des guérisons obtenues.

1864

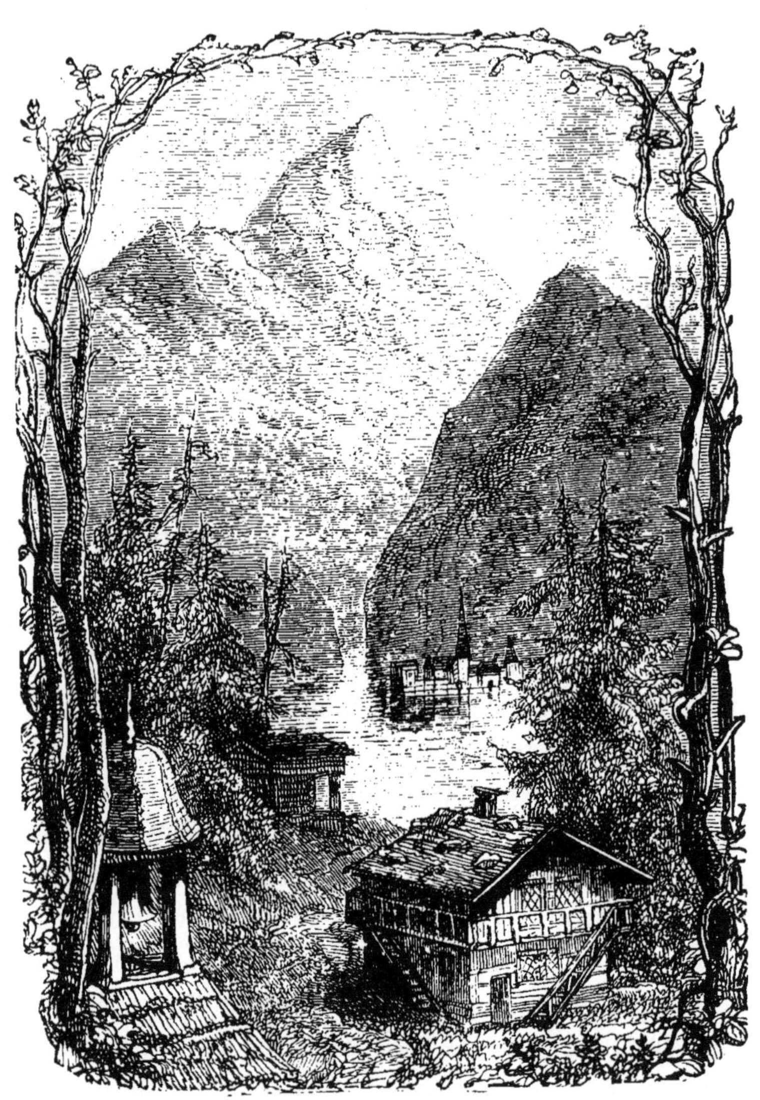

NORWÈGE

Cette gravure est celle qui se trouve dans le cadre de l'étiquette apposée sur les bouteilles.

ÉLATINE.

Solution aqueuse de goudron de sapin concentré.

SECTION PREMIÈRE.

De l'Elatine.

Qu'est-ce que l'ELATINE ? Est-ce un remède nouveau ? A quoi les anciens employaient-ils le goudron ? Quelle différence y a-t-il entre l'ELATINE et les préparations de goudron, les baumes, la térébenthine, la séve de pin ? etc. etc...

En quoi l'ELATINE est-elle supérieure à ces préparations, et comment peut-elle avoir une action directe et thérapeutique dans des affections fort diverses en apparence ?

Comment la science actuelle explique-t-elle l'action des goudrons et de l'ELATINE sur l'économie ?

Telles sont les questions pleines d'intérêt auxquelles nous allons répondre en quelques mots, dans cette brochure.

Il nous sera facile de démontrer que de temps immémorial, et surtout depuis HIPPOCRATE jusqu'à nos jours, on a eu recours aux goudrons, aux baumes et aux gommes pour toutes les maladies dans lesquelles il y a hypersécrétion des organes. Toutefois les préparations de sapin, de pin, de mélèze, etc... étaient employées d'une manière empirique comme on emploie aujourd'hui les préparations des écorces de quinquina : en effet, on faisait usage du goudron parce qu'il avait la propriété d'empêcher ou de diminuer les sécrétions vicieuses et trop abondantes, les expectorations, les flux de ventre, les hémorrhagies, les pertes blanches, les catarrhes pulmonaires et vésiculeux, etc., mais sans connaître les causes de son action thérapeutique.

Les travaux des observateurs les plus éminents n'ont pas encore pu déterminer pourquoi l'opium et le quinquina ont des propriétés opposées; pourquoi le premier procure le calme et force au sommeil, tandis que le second donne de la tonicité à certaines personnes et coupe la fièvre chez le plus grand nombre.

Mais en ce qui concerne les goudrons, la science a fait un pas; si l'on ignore encore le pourquoi de leur action, du moins on a découvert comment elle se produit; on sait qu'ils délivrent les organes de l'influence fâcheuse des microphytes et des microzoaires, comme nous le verrons avec plus de détail au chapitre thérapeutique.

En effet, les préparations de sapin, de pin, de mélèze, etc. tuent les microphytes et les microzoaires qui se répandent dans notre économie en pénétrant par tous les pores, et qui s'infiltrent par toutes les voies en communication avec l'air.

Ces végétaux et ces animaux fourmillent dans les bronches, l'estomac, les intestins, etc., et travaillent à nous décomposer insensiblement; or, ces végétaux et ces animaux infiniment petits, dont nous ne soupçonnions même pas l'existence, et contre lesquels la vie est en lutte incessante, les goudrons et par conséquent l'ELATINE les détruisent comme la poudre de pyrèthre tue les insectes sanguisuges et autres.

Tout le monde sait que lorsqu'on fait une incision à certains arbres, il en découle une substance qui se condense à l'air. La famille des conifères donne par ce procédé issue à une résine connue sous le nom générique de térébenthine. Selon le pays et l'arbre qui la fournit, cette résine prend des noms différents tels que : Baume du Pérou, baume de la Mecque, térébenthine de Venise, etc.

Lorsque l'arbre ne fournit plus de térébenthine, on le traite dans des fourneaux construits à cet effet au milieu des sapinières; la résine qu'on obtient par la combustion des pins et des sapins constitue le goudron. Mêlé à la fumée, à l'*acide pyroligneux* et aux fuliginosités de toutes sortes, il contracte une odeur et un goût fort désagréables. C'est avec un vin et même une eau dans lesquels il faisait macérer du goudron qu'HIPPOCRATE traitait un grand nombre de maladies, telles que celles de la poitrine et spécialement les maladies des femmes (1). Il le conseille pour guérir les flux muqueux de la poitrine et des autres organes de la femme : et aussi pour régulariser les époques mensuelles (2).

(1) Hipp., γυναικειῶν τὸ δεύτερον. Terebenthi fructus ex vino et aqua dilutus et putus fluorem muliebrem sistit. (*De mulierum morbis*, lib. II.)

(2) Id., περὶ γυναικείης φύσεως, de natura muliebri.

Après lui, un autre médecin célèbre, DIOSCORIDE, recommande à ses élèves les préparations de goudron, leur affirmant qu'il fait uriner et qu'il modifie la toux, même chez les phthisiques. « Le goudron, » dit-il, purge les maux de la poitrine, digère les » crudités (du sang), relâche le ventre et fait reprendre » dre leurs poils aux paupières qui les ont perdus; » fait grand bien aux oreilles purulentes et sert con- » tre les démangeaisons des parties secrètes. »

Ce que disaient HIPPOCRATE et DIOSCORIDE, nos médecins, aujourd'hui, le redisent avec plus de connaissance dans le mode d'action, mais avec la même sécurité. MM. les docteurs TROUSSEAU et PIDOUX, dans leur savant ouvrage sur la thérapeutique (1), MM. les docteurs ANDRAL, BAZIN, BEAU, BOUCHARDAT, CABARRUS, CAZENAVE, CHOMEL, DÉCLAT, DE GROB, HARDY, SALES-GIRONS, VALLEIX, etc., conseillent le goudron non-seulement pour les maladies dont nous venons de parler et pour bien d'autres encore, mais aussi pour les maladies de la peau et les névralgies.

Comment se fait-il qu'une préparation aussi utile, aussi précieuse, qui a pour elle la sanction du temps et des plus grandes autorités, soit relativement si peu employée?

On peut expliquer l'abandon momentané du goudron et des baumes par la difficulté de faire un choix convenable dans les diverses préparations du gou-

(1) Cette précieuse résine « est en possession d'opérer des sortes de prodiges, en ramenant à la santé des malades qui semblaient marcher à une mort certaine. » *Traité de thérapeutique* de TROUSSEAU et PIDOUX, édit. de 1862, t. II, p. 621.

dron (eau de goudron, pilules de térébenthine, capsules de goudron, etc., etc...), par la mauvaise odeur, le goût désagréable, la difficulté de digérer et aussi par les variations de la mode. Néanmoins, on a essayé plusieurs fois d'y revenir ; on a inventé la séve de pin, remède d'une action bien restreinte à cause du peu de principes qu'il renferme. Au reste, le procédé auquel on a recours pour obtenir cette séve, devrait la faire rejeter de l'emploi médical ; ce procédé qui a pour but de durcir les bois de sapin et de pin, afin de les rendre propres à certains usages spéciaux, consiste à chasser la séve de l'arbre séparé du sol au moyen d'une solution de sulfate de cuivre. On comprend que le point de contact qui existe entre la séve et le sel de cuivre doit rendre les praticiens très-circonspects dans l'emploi médical de cette séve qui, en outre, n'a aucune propriété insecticide puisqu'elle s'altère elle-même très-promptement.

C'est en prenant en considération la précieuse utilité des goudrons, que nous avons cherché et enfin obtenu une préparation aqueuse, et cependant inaltérable et incorruptible (1), c'est-à-dire une préparation dans laquelle les végétaux et les animaux dont les germes sont partout dans l'atmosphère, ne peuvent ni se développer ni vivre.

(1) L'expérience de plusieurs années a prouvé que l'ELATINE est d'une stabilité parfaite, en d'autres termes qu'elle ne subit avec le temps aucune altération, quels que soient les lieux et les saisons, et que même elle se *bonifie en vieillissant*. Un article scientifique publié par l'*Estafette*, du 20 décembre 1857, signala le premier à l'attention publique les excellents résultats obtenus par l'ELATINE, qu'on nommait déjà *eau merveilleuse*.

Cette préparation est une solution de sapin obtenue avec l'arbre tout entier, feuilles, tiges et branches, avant qu'aucune incision ait été pratiquée dans l'écorce, partie par distillation, partie par macération.

Nous lui avons donné le nom d'Elatine, d'ἐλάτη, sapin (1), parce qu'elle renferme toutes les parties solubles et actives de ce conifère.

L'Elatine est donc du sapin rendu liquide (2); nous lui avons même conservé l'odeur que l'on va respirer dans les sapinières au soleil levant. Nous avons été assez heureux pour obtenir un liquide d'une transparence parfaite, sans mauvaise odeur, sans saveur désagréable, et surtout un liquide parfaitement digestif. Les enfants le supportent aussi bien que les grandes personnes, et plus d'une gastrite a déjà été guérie par son usage.

(1) Dans sa *thérapeutique respiratoire*, le docteur Sales-Girons s'exprime ainsi : « Il est dommage que cette subs» tance (le goudron), qui n'a contre elle que son nom, n'ait » pas pris dans les derniers temps, en passant par l'alambic » des savants, un nom plus scientifique, un mot tiré du » grec ou d'Aristote, » p. viii. Le vœu du savant docteur est réalisé dans le nom d'Elatine.

(2) Cet arbre toujours vert, dont la longévité brave les siècles, est encore chez les Chinois et les Péruviens le symbole de l'immortalité, et chez les peuples de l'Orient, celui à la fois de la santé et de la fortune, parce que, selon le poëte :

Non est vivere, sed valere vita. (*Martius.*)

On a remarqué que les insectes qui rongent et détruisent les autres arbres, ne se produisent pas dans les couches corticales des pins et des sapins; voilà pourquoi, dès la plus haute antiquité, les Egyptiens employaient la résine de ces conifères à l'embaumement des morts.

SECTION II.

Action thérapeutique de l'Elatine.

En énumérant les principales propriétés de l'ÉLATINE, qui possède à un haut degré toutes celles des balsamiques et des goudrons, sans en avoir la mauvaise odeur et la saveur désagréable, nous ferons facilement comprendre au lecteur que la multiplicité de ses applications se justifie par sa puissance à agir toujours dans le même sens, c'est-à-dire à resserrer les tissus et par conséquent à les raffermir et à diminuer leurs sécrétions. Ainsi, en suivant les muqueuses et les séreuses, et en commençant par les parties externes, nous trouvons naturellement l'indication de l'ELATINE.

1° Dans l'OPHTHALMIE SIMPLE ET PURULENTE.

Etendue de deux fois son volume d'eau tiède et appliquée directement à l'aide d'une œillère, l'ELATINE diminue la sécrétion qui, le matin, maçonne les paupières; elle cicatrise les granulations et les fait peu à peu disparaître sans occasionner ni rougeur ni inflammation.

2° Dans le CORYZA (*rhume de cerveau*).

L'action locale de l'ELATINE est la même sur la muqueuse nasale que sur la muqueuse palpébrale.

L'absorption du goudron diminue la sécrétion, et, par son action désinfectante, l'odeur spéciale pénétrante de l'ozène.

Dans le rhume de cerveau aigu et chronique, c'est surtout en aspirations et en pulvérisations tièdes que l'action de l'ELATINE est efficace. Il est bon d'en prendre également en boisson.

3° Contre LES DENTS GATÉES.

Lorsque la carie dentaire communique à l'haleine une mauvaise odeur, il est bon de tenir de l'ELATINE dans la bouche. Tout le monde sait qu'en dehors de l'action resserrante dont nous avons parlé, les goudrons sont d'excellents désinfectants. De là cette conséquence que l'ELATINE conserve les dents avariées et détruit l'action de cette carie sur les dents voisines en diminuant le ramollissement de la pulpe dentaire mise à nu (ivoire ramolli).

Dans le cas de fistule gengivale, l'ELATINE resserre peu à peu le trajet ulcéreux, arrête la sécrétion purulente et détermine, en momifiant la dent et l'alvéole, la guérison sans ablation.

4° Dans les OTORRHÉES PURULENTES (*écoulements par l'oreille*).

Les instillations tièdes d'Elatine dans le flux séreux de l'oreille consécutif aux fièvres éruptives chez les enfants, sont employées avec avantage surtout si on leur en fait prendre en même temps à l'intérieur. Ajoutons que les injections dans l'oreille sont d'un excellent effet contre les surdités passagères, les otalgies (*maux d'oreille*), et dans tous les cas de sécrétions lymphatiques et scrofuleuses.

5° Dans l'HYPERSÉCRÉTION DU LARYNX (*enrouement*) (1).

Cette sécrétion est abondante chez beaucoup de personnes; on a remarqué que les hommes sont plus que les femmes exposés à ce genre d'affection. A quelle cause doit-on rapporter ce phénomène? Jusqu'à ce jour on l'a attribué à l'habitude que les hommes ont contractée de fumer; mais ceux qui ne fument pas y sont également sujets; à l'usage plus ou moins excessif qu'ils font des liqueurs fortes; à ce qu'ils sont plus exposés à l'action de l'air froid; et, chose singulière, à ce qu'ils sont plus couverts que les femmes au niveau du larynx (2). Ces assertions ne sont pas des preuves, et les physiologistes

(1) La sécheresse plus ou moins intense et les brusques changements de l'atmosphère sont les causes principales des maladies des *voies respiratoires*. Dans les pays chauds et secs, où les variations de la température sont moins fréquentes, ces affections sont rares. Tel est le motif *réel* pour lequel les médecins y envoient leurs malades. Mais ces climats ont d'autres inconvénients qu'il est utile de signaler. L'air des bords de la Méditerranée est très-actif; il sèche trop rapidement les muqueuses, et, dans les cas de phthisie véritable, lorsqu'il y a des corps étrangers dans le tissu pulmonaire, l'habitation de ces parages est dangereuse : les malades se sentent oppressés; les hémorrhagies y sont fréquentes, et la fièvre, qui dans ces cas mine les malades, y est entretenue et souvent augmentée.

(2) Ce qui a donné à cette dernière opinion une apparence de vérité, c'est que les médecins militaires affirment que, dans l'armée, ce sont les zouaves, dont le cou est nu, qui sont le moins sujets aux bronchites, pharyngites, rhumes, etc. C'est surtout pendant leur séjour au mont Valérien que ces expériences ont été faites.

cherchent encore à découvrir la cause réelle de cette affection.

Il est bien peu de personnes qui ne soient sujettes à une certaine incommodité produite par des mucosités qui, venant se placer dans les cordes vocales, rendent subitement la voix grave, enrouée, difficile, et quelquefois même impossible, si on ne pousse un guttural *hum! hum!* afin de chasser dans le pharynx la sécrétion importune.

Cet inconvénient est grave pour les chanteurs et les orateurs : il leur occasionne tantôt ces entraves de la voix qu'on nomme vulgairement des *chats*, tantôt des notes mal timbrées et sourdes. (Voir le mode d'emploi, page 32.)

L'Élatine a presque une action élective sur ce genre d'affection ; elle agit dans ce cas comme précédemment ; elle sèche la muqueuse et par contre rend les cordes vocales plus fermes et moins épaisses ; par son action les sons deviennent plus francs, plus sûrs, plus faciles, plus sonores. Aussi l'Élatine est-elle la liqueur indispensable aux artistes et aux orateurs. L'un de nos plus célèbres avocats a toujours dans sa poche un petit flacon d'Élatine qu'il mêle au verre d'eau sucrée pendant ses cours et ses plaidoieries. C'est lui qui disait : « L'Élatine fait par-» tie de mes notes : elle a une case particulière dans » ma bibliothèque (1). »

A l'appui de ce qui précède nous reproduisons les lignes suivantes que nous a adressées M. Faure, l'éminent et glorieux artiste de l'Académie impé-

(1) Voir la note de la page 16.

riale de musique; il est convaincu, et il le dit avec empressement, que l'ELATINE est pour les chanteurs une liqueur extrêmement précieuse.

« Cher Monsieur,

» D'après le conseil de mon excellent ami, le docteur CABARRUS, j'ai fait usage de l'ELATINE et m'en suis fort bien trouvé.

» Si cette attestation peut être utile, je vous l'envoie avec grand plaisir.

» Agréez, etc. J. FAURE. »

Si l'ÉLATINE agit aussi activement sur le pharynx et sur le larynx, son effet est encore très-augmenté par la pulvérisation; mais nous devons déclarer ici que tous les tempéraments ne peuvent pas supporter également bien ce genre de traitement. Ainsi les personnes dont les bronches ou la poitrine sont délicates, toussent et se trouvent excitées par la pénétration d'un liquide froid et actif sur le fond des bronches. Dans ce cas, nous conseillons de faire chauffer l'ÉLATINE avant de la mettre dans le pulvérisateur, ou ce qui serait encore mieux, de prendre des bains d'ÉLATINE à l'*hydrofère* marquant 30 degrés. Il suffit alors de respirer comme d'habitude pour que la pénétration se fasse insensiblement. Une ou deux bouteilles d'ÉLATINE dans un bain suffisent largement à ce genre de balnéation.

6° Dans LES BRONCHITES CHRONIQUES, LES RHUMES ANCIENS, LES CATARRHES, etc.

Ce que nous avons dit précédemment s'applique à ce genre d'affections si diverses par leurs causes et leur siége, mais toujours semblables par leurs sécrétions. Toutes les fois qu'une abondance de mucosités se produit, l'absorption de l'Élatine et des balsamiques les diminue. Aussi voit-on tous les praticiens donner des gommes, des pâtes balsamiques, du sirop de Tolu, du baume du Pérou, des emplâtres de térébenthine ou de poix de Bourgogne et autres.

Ces médicaments n'ont qu'un but, celui de faire pénétrer les principes des goudrons.

A ce sujet, nous rappellerons que toutes ces préparations ont la même base, et que leur action tend à sécher les muqueuses, et à les rendre moins épaisses et moins molles.

Les sirops, les pâtes, les gommes ont l'inconvénient de diminuer l'appétit et d'affadir l'estomac, tandis que l'Élatine, qui renferme en bien plus grande quantité les mêmes principes, est beaucoup plus facilement et complétement absorbable, et augmente l'appétit. Il suffit d'en boire de temps en temps la valeur d'une ou deux cuillerées à bouche, soit pure, soit mêlée à un peu de lait ou de tisane chaude et sucrée. Nous devons ajouter que l'effet est très-prompt (1). L'action de l'Élatine est si puis-

(1) L'article qu'on va lire a été publié par l'*Aigle de Toulouse* (24 juillet 1862 et 7 septembre 1863) et par le *Courrier de la Vienne* (1er avril 1852), et reproduit par plusieurs autres journaux.

On nous communique les lignes suivantes :

« Il y a cent ans, un célèbre docteur du nom de George Berkeley fit un ouvrage remarquable sur les propriétés du goudron. En reconnaissance de sa guérison et de celles qu'il avait opérées sur un grand nombre de ses malades,

sante que, dans certains cas, il est sage d'en diminuer la dose lorsque l'on voit la sécrétion disparaître trop rapidement; dans le catarrhe, par exemple, il est important de n'agir que lentement. Ce genre de maladie exige que l'on tâte la susceptibilité des personnes; quelques-unes, en effet, ne pourront prendre par jour que deux ou trois cuillerées d'ÉLATINE, tandis que d'autres en absorberont de

qui durent la vie à ce baume salutaire, il disait dans une de ses pages : « Je voudrais avoir la voix assez forte et me placer assez haut pour crier à tous ceux qui souffrent : *Faites usage de ce précieux remède.* » Cependant on suivit difficilement cette utile prescription, par ce double motif que le bienfaisant liquide inspirait une répugnance invincible à presque tous les malades, et qu'il fallait absorber une trop grande quantité d'eau pour posséder quelques parcelles de la merveilleuse résine.

» On a découvert depuis peu d'années par la concentration des principes essentiels du goudron dans le plus petit volume possible, un produit d'une odeur et d'un goût agréables qui se prend avec plaisir soit pur, soit mêlé au vin, à l'eau sucrée ou miellée, soit au lait, etc... Le chimiste inventeur de cette magnifique préparation a donné à cette découverte le nom d'ELATINE (du mot grec Ελάτη, sapin) ou *solution aqueuse de goudron de sapin concentré.*

» Celui qui écrit ces lignes n'est pas médecin, et ne peut dire comme aurait dit BERKELEY, le savant docteur, s'il avait vécu au XIXe siècle : « L'ÉLATINE EST LA PANACÉE UNIVERSELLE. » Le dirait-il, qu'on ne le croirait pas ; mais c'est un sentiment de reconnaissance qui le porte aussi, lui, à proclamer hautement que l'ELATINE l'a préservé depuis deux ans, après l'avoir guéri, de toux très-pénibles auxquelles il était périodiquement sujet, et n'a jamais occasionné la moindre perturbation dans les fonctions digestives.

» En dire davantage, ce serait courir le risque d'être soupçonné de partialité ; mais ces lignes engageront, nous l'espérons vivement, les docteurs à la prescrire et les personnes qui souffrent à en faire usage. »

C. A., *Professeur de droit.*

quatre à six verres *à bordeaux* dans le même espace de temps.

Chez les personnes d'une grande susceptibilité, nous conseillons l'Élatine en fumigations ; à cet effet, il suffira d'en mettre un tiers dans un bol qu'on remplira d'eau bouillante et qu'on recouvrira ensuite d'un papier contourné en forme d'entonnoir, afin de pouvoir respirer facilement son *balsamum* aromatique. Ces fumigations devront être accompagnées de quelques cuillerées d'Élatine dans de la tisane tiède.

Les fumigations ne pourront jamais s'employer dans les cas où il y aura eu des hémorrhagies de poitrine, les vapeurs chaudes sont nuisibles à ce genre d'affection.

Il est bien démontré aujourd'hui, et les observateurs les plus rigoureux le reconnaissent, que toute respiration humide et surtout presque liquide, comme la vapeur, irrite les parties qui ont été lésées autrefois, ramollit les cicatrices et donne de l'oppression.

Ce que nous disons à propos de l'Élatine peut se dire à peu près de toutes les fumigations, et particuculièrement des pulvérisations auxquelles on a, depuis quelque temps, trop souvent recours dans les établissements d'eaux minérales.

Les pulvérisations sont nécessaires et guérissent dans les cas d'irritation nerveuse, de toux sans altération organique. Elles guérissent les engorgements chroniques sans productions spéciales et réussissent surtout dans les cas de granulations ; mais là s'arrête leur action curative.

Lorsque la pulvérisation et la respiration des vapeurs chaudes et humides sont nuisibles, l'Élatine est très-efficace en boisson froide ou tiède avec ou sans mélange.

Son action spéciale étant de conserver, d'embaumer, de resserrer les tissus, elle arrête les hémorrhagies menaçantes ou commencées. Cela est si vrai que tous les médecins prescrivent les préparations hémostatiques qui ont toutes pour base exclusive des principes résineux : le sang-dragon, le seigle ergoté, la colophane, etc., qu'on mêle à des préparations pharmaceutiques plus ou moins efficaces destinées, par leur arome, à cacher le mode de préparation.

L'action de l'Élatine est franche; elle resserre les tissus blancs et les tissus rouges; par son action sur les vaisseaux à liquide blanc, elle diminue les mucosités; par son action sur les vaisseaux à liquide rouge elle empêche les hémorrhagies quel que soit leur siége, ce qui nous amène à prouver qu'elle agit de même :

1° Dans les cas de pituite, de crachements de glaires après le repas, de gastrorrhée (*catarrhe de l'estomac*), de fadeur a l'estomac.

2° Dans les cas de diarrhée chronique, soit qu'on prenne l'Élatine en boisson en la mélangeant au liquide absorbé pendant les repas, soit qu'on la prenne en lavement étendue de moitié d'eau aussitôt après la garde-robe, son effet curatif est certain. Dans l'estomac et surtout dans l'intestin, l'Élatine agit d'une double manière.

Pour que les lecteurs puissent bien saisir cette double action, il est nécessaire de parler sommairement des découvertes modernes, et surtout des remarquables travaux de M. Pasteur et du docteur Lemaire.

Il est aujourd'hui bien reconnu que toutes les fermentations, que toutes les transformations ou décompositions des substances végétales et animales s'opèrent par l'action spéciale de végétaux ou d'animalcules microscopiques. Les germes de ces êtres vivants et de ces végétations pullulent dans l'air, et croissent sur une infinité de corps; ils se reproduisent par milliers. Leur tâche une fois terminée, ils meurent pour être remplacés par d'autres dont l'existence toute différente ne peut avoir lieu que là où les autres ont passé et où ils sont morts. Ces successions se continuent jusqu'à ce que les corps soient entièrement décomposés.

Si donc il suffit de respirer pour s'inoculer des germes destinés à nous détruire, par contre il suffit de mettre un corps quelconque à l'abri de ces germes pour le conserver. Cette préservation soulève une des plus grandes questions de l'humanité. M. Pasteur conserve depuis plusieurs années, du sang et de l'urine parfaitement incorrompus; il a pu obtenir ce résultat en empêchant l'introduction des germes que contient l'air.

Dans ses belles recherches sur les goudrons, M. le docteur Lemaire a démontré que les goudrons empêchaient le développement des infusoires et des animalcules. Ainsi, en renfermant un animal entier, c'est-à-dire avec ses plumes ou ses poils, dans une boîte parfaitement close, où on aura mis préalablement des chiffons imprégnés d'acide phénique (extrait du goudron minéral), l'animal se conserve sans altération tant que le goudron n'est pas volatilisé. Et comme il est reconnu aujourd'hui que la maladie des plantes, de la vigne, de la pomme de terre, etc., provient de causes tout-à-fait semblables, on est à peu près parvenu à empêcher ces maladies en mêlant à la terre 2 °/₀ de goudron de houille. Là est certainement la cause de beaucoup de maladies et de leur contagion; là est peut-être la vraie cause des épidémies!

On sait aujourd'hui que le *muguet* est une végétation; on sait aussi que le tube intestinal est tapissé de ces êtres vivants qui s'agitent incessamment, et que ces animalcules sont entraînés par les aliments et empêchés dans leur action décomposante par la réaction de la vie. Mais à l'instant de la mort, ils reprennent sans obstacle leur œuvre de décomposition. D'autres germes en contact avec notre peau travaillent au même but à l'extérieur; ils pénètrent jusqu'à ce qu'ils se soient rencontrés avec ceux de l'intérieur dans la même destruction. Alors les uns et les autres meurent; car ils ne sauraient vivre dans le même milieu, leur action destructive étant terminée.

Là, nous le répétons, est le secret des maladies épidémiques et endémiques. On saura un jour comment procèdent et le choléra et toutes les maladies épidémiques qui agissent sur l'intestin; on saura pourquoi certaines contrées donnent des fièvres intermittentes: toujours est-il qu'on ne connaît jusqu'à présent que les préparations de goudron qui puissent, par leur absorption, empêcher le développement de ces êtres qui germent dans les infusions animales et végétales.

L'action de l'Elatine sur l'intestin est double : elle tue ces germes en même temps qu'elle resserre les tissus avec lesquels elle est en contact ; on peut dire scientifiquement qu'elle est résorbante, en d'autres termes qu'elle a la propriété de soustraire à l'économie animale les causes vivantes et morbifiques qui travaillent à la détruire. De plus, en prenant l'Elatine pendant les repas, on prévient le développement des germes que l'on avale avec les aliments et l'air qui en fourmillent.

7° Dans les maladies de vessie et des reins.

On sait que les liquides traversent l'estomac et les intestins par endosmose, exosmose ou par capillarité ; qu'ils vont en se mêlant au sang veineux se tamiser dans un organe spécial qu'on nomme le rein.

Le rein fait élection des matières qui doivent rester dans l'économie de celles qui doivent en être expulsées. Il filtre surtout les sérosités du sang et forme l'urine qui traverse des tubes étroits destinés à la conduire dans un réservoir spécial nommé vessie. Ainsi s'explique l'action rapide des liquides absorbés sur les reins, sur les uretères, sur la vessie et sur les canaux qui chassent l'urine. Ainsi s'explique aussi l'action élective de l'Elatine tendant incessamment à modifier ces membranes dont les diverses altérations produisent des maladies différentes et douloureuses.

L'Elatine, comme nous l'avons dit précédemment, diminue les sécrétions muqueuses et purulentes parce qu'elle resserre les membranes qui les produisent, elle les débarrasse enfin des principes morbifiques qui vicient leurs sécrétions.

Dans toutes ses œuvres, la nature a employé les mêmes moyens pour produire les résultats si variés de la création : de l'insecte à l'homme il n'y a que des modifications successives, non-seulement entre les êtres qui composent l'échelle d'ascension, mais encore entre les divers genres d'une famille animale. C'est ce qui a entraîné quelques observateurs intelligents à croire au matérialisme ; ils ont vu les analogies matérielles sans tenir compte des différences infranchissables qui séparent l'homme des autres bimanes.

La marche que la nature a suivie pour les êtres, elle l'a suivie pour les organes; ainsi elle a tapissé toutes les parois intérieures des organes d'une membrane très-fine qui sécrète un liquide normal destiné à faciliter les fonctions de ces organes, comme l'huile facilite le mouvement et diminue l'usure des machines.

La membrane qui tapisse l'intérieur du nez, de la bouche, des bronches, de l'estomac, des intestins, de la vessie, etc... s'appelle muqueuse ; la membrane qui tapisse les cavités non en contact avec les corps extérieurs s'appelle séreuse; la sécrétion de toutes ces membranes est heureusement modifiée par l'Elatine, d'où la conséquence que les bronches produisant des mucosités analogues à celle de la vessie, l'Elatine qui diminue les unes, diminue les autres.

de la même manière. Voilà comment s'explique (ce qui d'abord paraît exagéré) l'action de l'ELATINE dans tant de maladies, action aussi simple dans la GRAVELLE que dans la BRONCHITE, dans le CATARRHE VÉSICAL et PULMONAIRE que dans la DYSSENTERIE.

8° Dans les HÉMORRHAGIES et les HÉMOPTYSIES.

En résumant les propriétés de l'ELATINE, nous les rapportons à deux seulement : 1° celle de détruire les germes des microphytes et des microzoaires qui poursuivent les êtres vivants pour les décomposer, 2° celle de tonifier en resserrant, tous les tissus avec lesquels elle est en contact direct ou par infiltration.

De même que l'ELATINE agit sur les muqueuses et les séreuses, de même elle agit aussi sur les vaisseaux qu'elle resserre et tonifie. Par conséquent elle diminue les hémorrhagies actives et finit mieux que toute autre substance (le perchlorure de fer excepté) par les arrêter d'une manière définitive. Elle empêche les hémorrhagies passives; et il suffit d'en boire habituellement pour éviter ces pertes de sang qui se renouvellent en dehors des voies naturelles (1).

(1) La lettre suivante mérite une attention toute particulière, parce qu'elle prouve une fois de plus que l'ELATINE a une très-grande supériorité sur les eaux et les sirops de goudron. En effet, avant de prendre l'ELATINE, la malade avait fait usage de ces préparations sans en obtenir aucune amélioration.

« Monsieur,

» J'accueille avec d'autant plus d'empressement votre demande de vous confirmer les heureux effets que l'ELATINE a produits sur moi, que je puis dire qu'elle m'a sauvé la vie.

» Epuisée par des hémorrhagies continuelles, qui avaient résisté, pendant plusieurs années, aux différents traitements

L'ELATINE est donc très-utile dans les cas d'irrégularité épuisante pour les femmes et de tendance aux hémoptysies ou crachements de sang, chez les deux sexes.

L'expérience nous conduit à affirmer que dans les affections où l'on fait usage du copahu, l'ELATINE a une action très-efficace même lorsque ces affections sont anciennes.

D'après ce qui précède, on comprend combien l'ELATINE est précieuse pour le pansement des plaies.

de nombreux médecins, j'étais réduite, depuis six mois, à un état de marasme si complet qu'il fallait me déposer sur un canapé pour faire mon lit ; que l'odeur des mets m'était insupportable, et qu'il m'était impossible de digérer même quelques gouttes d'eau.

» J'étais dans cet état, lorsqu'un vénérable ecclésiastique (1) me communiqua un prospectus de l'ELATINE, et m'engagea à en faire usage, *puisque l'excès même de cette préparation ne pouvait être nuisible*.

» Je me décidai à essayer de ce remède, et je bus un petit verre d'ELATINE que je digérai parfaitement. Bientôt j'absorbai par semaine trois bouteilles de cette merveilleuse liqueur, soit pure, soit mêlée à mon vin pendant les repas. J'ai suivi, l'an dernier, ce régime près de six mois consécutifs. Aujourd'hui, je me porte bien, je mange avec plaisir et n'éprouve aucun trouble dans mes digestions; je puis sortir tous les jours sans fatigue, et je me réjouis de pouvoir déclarer que, depuis quinze ans, je ne m'étais pas trouvée dans un état de santé aussi satisfaisant.

» Mon rétablissement a été pour bien des personnes un motif de faire usage de l'ELATINE, que je leur recommandais, et toutes en ont obtenu d'excellents résultats.

» Recevez, etc.

» MATHILDE POILLON,
» nº 48, rue d'Ulm,

» Paris, ce 8 février 1864. »

(1) Le Révérend Père ministre MONTAZEAU, nº 18, rue des Postes, Paris.

En effet, les divers antiputrides si vantés, les poudres au coaltar et autres, ont tous pour principe le goudron. Or, aucune putéfraction, aucune décomposition ne pouvant avoir lieu sans la présence des microphytes ou des microzoaires, il s'ensuit que les goudrons en tuant ces germes et en prévenant le développement de ces animalcules empêchent la décomposition et la putréfaction.

Pour le pansement des plaies, l'ELATINE est plus facile à employer que les poudres ; aussi devra-t-elle leur être préférée non-seulement sous ce rapport, mais aussi parce qu'elle a l'avantage de pénétrer plus profondément. En effet, l'action thérapeutique de l'ELATINE, dirigée sur les surfaces atteintes, en active la vitalité jusqu'à l'irritation, puis, par ses qualités résorbantes, favorise l'exhalation des produits morbides, et amène, après épuisement des suppurations, les parties malades à se cicatriser (1).

(1) OBSERVATION. — En 1861, un de mes amis, M. M...., littérateur distingué, fils d'un homme très-remarquable de Genève, fut lancé contre un arbre par son cheval. La colonne vertébrale fut brisée, la moelle comprimée, et la gangrène consécutive à la paralysie envahit une partie du corps. Tous les moyens employés par MM. les Drs DÉCLAT, GROS et MAISONNEUVE pour la limiter furent impuissants ; l'odeur qu'elle dégageait faisait réellement souffrir le malade et rendait impossible son pansement à tout autre qu'à des hommes dévoués et courageux comme les frères de St-Jean de Dieu, lorsque le Dr DÉCLAT eut l'idée de mêler de l'acide phénique (nous avons dit que c'est un acide retiré du goudron) à de l'huile pour le pansement. Immédiatement l'odeur disparut et la gangrène se limita. — Depuis cette époque, M. le Dr MAISONNEUVE se sert de charpie imprégnée de goudron de houille pour ses pansements, et jamais il ne voit survenir d'érysipèle, de pourriture d'hôpital ni d'accidents consécutifs.

Les balsamiques et les goudrons pris en boisson modifient avantageusement la constitution des femmes lymphatiques et celle des enfants; l'ELATINE leur sera donc très-favorable parce qu'elle diminue la production de la lymphe et raffermit les chairs. Elle a la même action que l'huile de foie de morue, parce qu'elle contient en grande abondance des principes carbonés. Beaucoup d'enfants prennent difficilement cette huile, tandis qu'ils boivent l'ELATINE avec plaisir, surtout si on la mêle au lait ou à l'eau sucrés ou miellés.

Indépendamment de cette action intérieure, l'ELATINE est fort utile pour les soins de la toilette hygiénique des enfants. Elle empêche les gerçures qui quelquefois se recouvrent de croûtes et qui sont difficiles à guérir surtout derrière les oreilles et dans le nez. L'ELATINE pure en lotions sur le visage malade, mêlée à l'eau tiède pour bains, respirée par le nez, guérit vite les *bobos* persistants chez les enfants lymphatiques, et arrête les sécrétions anormales des petites filles.

9° DANS LES MALADIES DE LA PEAU.

L'action de l'ELATINE dans les maladies cutanées est efficace, qu'on la prenne soit en boisson, soit en lotions et en frictions. Nous avons suffisamment prouvé, par les travaux de M. le docteur LEMAIRE, que les goudrons détruisent les microphytes et les microzoaires; or, la plupart des maladies de la peau sont occasionnées par des végétaux qui s'implantent dans la cavité des pores dont la peau est criblée et qui, s'enfonçant dans le bulbe, poussent avec lui à l'abri de toute atteinte. Telle est la nature de la gale, de la teigne, du *favus*, etc., etc. Il suffit de faire arriver l'ELATINE dans le derme par frictions, par pénétration et surtout par pulvérisation, pour modifier heureusement et guérir la plupart des maladies cutanées; et, comme les maladies de la peau exercent toujours une action sur le tube digestif, qui n'est autre que la continuation de la peau, l'usage de l'ELATINE en boissons sera dans tous les cas au moins très-favorable et abrégera la durée du traitement.

Dans ce cas, il sera bon d'ajouter à l'ELATINE un quart environ d'une eau minérale alcaline comme l'eau de Condiliac, celle de Vichy, etc., pour combattre l'acidité qui occasionne ordinairement les affections de la peau.

*Rapports entre l'*ELATINE *et certaines préparations balsamiques.*

D'après ce qui a été dit touchant le mode d'action de l'ÉLATINE dans les diverses maladies qu'elle est appelée à combattre et à guérir, il est aussi curieux qu'important de faire des rapprochements et des comparaisons entre cette préparation et celles que l'on emploie habituellement dans le même but.

En commençant par les cosmétiques employés pour les soins ordinaires de la toilette, nous voyons qu'ils se composent, les uns de corps gras parfumés, les autres de liquides chargés d'essence. Ce serait une erreur de croire que le bienfait retiré de l'usage de ces préparations consiste dans l'odeur agréable qu'elles produisent; leur action principale est de détruire les insectes et les végétaux microscopiques qui s'insinuent continuellement dans le derme : cette action est due aux aromates qui participent de la nature des baumes et des goudrons, et qui forment la base des parfums.

Quand la peau devient le siége d'affections maladives, et qu'il s'agit de la guérir, on a recours à des pommades renfermant de vrais poisons, tels que les sels minéraux de mercure, d'arsenic, etc. Ces préparations, auxquelles il faut joindre la pommade de goudron, ont pour but la destruction des animalcules et des végétations anormales.

Lorsqu'à la suite d'une longue maladie, telle que la fièvre typhoïde ou autre, les microzoaires étendant leur action maligne dans les organes respiratoires, et jusque dans le tube digestif, s'opposent au rétablissement de la santé, quels sont les moyens thérapeutiques qu'on emploie pour combattre leur puissance destructive? on a recours à des doses plus ou moins fortes de médicaments toniques amers, dont la propriété est de combattre leur persistance destructive. Le même moyen est employé en topique pour combattre la gangrène qui a sa cause principale dans la présence d'insectes déterminant la fermentation putride des chairs que la vie a déjà abandonnées.

Si nous portons notre examen du règne animal au règne végétal, nous trouvons dans les couches corticales d'un arbre, des insectes qui travaillent à le faire périr. Dans ce cas, comme pour la maladie des plantes dont nous avons déjà parlé, le seul remède qui ait constamment réussi, est l'application du goudron sur les parties attaquées.

D'après toutes ces observations, qui sont le résultat des travaux des savants les plus distingués, il est facile de conclure en faveur de l'ÉLATINE, qui renferme tous les principes du goudron dans un grand état de concentration, et qui est un liquide imputrescible, c'est à-dire qu'aucun insecte ne peut y vivre, ni aucune végétation s'y développer. De plus, elle est agréable à absorber. Il n'est donc pas étonnant que son usage médical procure les bienfaisants résultats qu'une longue expérience a signalés. Aussi le mode d'action qui vient d'être indiqué ne doit-il pas être regardé comme une hypothèse ingénieuse, mais bien comme l'expression d'une vérité médicale démontrée.

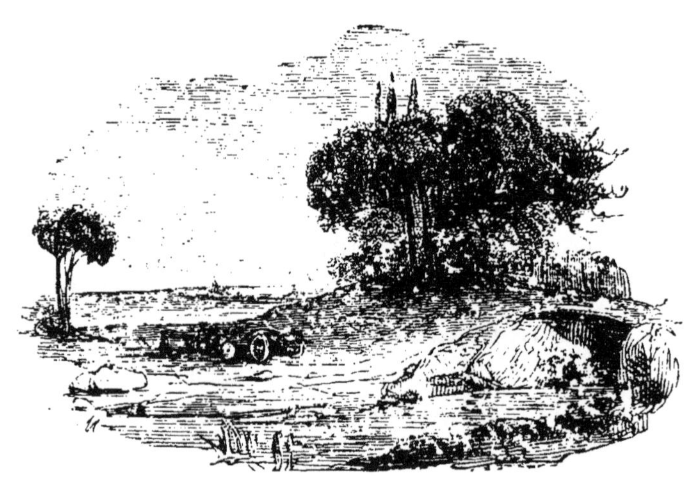

SECTION III.

Mode d'emploi.

Après les applications qui ont été faites dans les deux sections précédentes, on trouvera peut-être surabondant que nous indiquions de nouveau le *mode d'emploi* de l'Élatine. Cependant, nous croyons utile de le présenter ici dans le cadre d'un simple résumé.

L'Elatine s'emploie à l'intérieur et à l'extérieur.

A L'INTÉRIEUR.

En boisson. — On peut la prendre soit pure, tiède ou froide, soit miellée, soit mélangée à toute espèce de tisane, à l'eau, au lait, au thé, etc., auxquels elle donne un arome agréable. On la boit à jeun dans de l'eau miellée.

Une ou deux cuillerées *à café* d'Élatine donnent à un verre de vin blanc le goût des vins de Chypre et d'Espagne.

L'Élatine excite extrêmement l'appétit.

Comme elle n'occasionne jamais de désordre dans les fonctions digestives même chez les personnes les plus délicates, on peut en ajouter une ou deux cuillerées (*et plus, si l'on veut*) à l'eau et au vin pendant les repas, lorsqu'il s'agit de refaire une constitution affaiblie ou de combattre une affection chronique telle que l'asthme catarrhal, le catarrhe pulmonaire ancien, le catarrhe de la vessie, les hémorrhagies chroniques, les hémoptysies, etc.

L'expérience a prouvé que l'usage même immodéré de cette substance ne saurait être nuisible ; aussi est-elle très-heureusement indiquée dans les gastrites et les gastralgies.

En général, la dose est de quatre à six verres *à bordeaux* par jour.

Nous avons dit qu'elle est un puissant hémostatique dont l'effet est presque instantané. Très-souvent une seule bouteille a suffi pour arrêter les crachements de sang et les écoulements sanguins les plus graves. Dans les hémorrhagies, il faut prendre un verre *à liqueur* d'Élatine froide de demi-heure en demi-heure, jusqu'à complète cessation.

Dans les catarrhes, les bronchites, les rhumes, la grippe, etc., il est bon, indépendamment de la dose indiquée, d'en prendre une gorgée miellée, immédiatement après les quintes de toux, et le soir, avant de se coucher, une potion faite avec un jaune d'œuf et du sucre ou du miel délayés dans un peu d'eau bouillante et mieux dans du lait, auxquels on ajoute les deux tiers au moins d'Élatine. Cette potion produit les meilleurs effets.

Lorsque, par mesure préventive, les chanteurs font usage de l'Élatine, ils en prennent deux ou trois verres *à bordeaux* par jour, et en ajoutent à leur boisson pendant les repas. Toutefois, ils s'abstiennent généralement d'en boire pendant les trois ou quatre heures qui précèdent leur entrée en scène, afin que les petites mucosités dont l'Élatine les débarrasse si heureusement, ne viennent pas *inopportunément* se détacher du larynx au moment de chanter. Mais cet inconvénient n'étant pas à craindre pour les orateurs, ces derniers peuvent en prendre soit pure avant de parler, soit mêlée *à l'eau sucrée*, pendant leurs discours.

Les enfants boivent l'Élatine avec plaisir ; pour eux, la dose est de trois à quatre verres *à liqueur* par jour; sous la bienfaisante influence de cette boisson, ils acquièrent un grand appétit, et la constitution de ceux qu'on pourrait supposer atteints de maladies héréditaires change complétement de nature. C'est ce qui a fait penser qu'il serait bon d'en faire prendre aux nourrices afin de tonifier leur lait et de le rendre plus substantiel.

En lavement. — L'Élatine en lavements est appelée à rendre tous les bons services que l'administration intérieure des balsamiques procure dans les cas indiqués par MM. les Drs Trousseau et Pidoux : « Dans les entérites chroniques, principalement » celles qui survivent aux fièvres typhoïdes et aux » dyssenteries, et qui sont entretenues par des ulcé- » rations intestinales, celles aussi qui s'observent » indépendamment de la préexistence de ces deux » affections et finissent par amener de graves ulcé- » rations. » Nul doute que l'Élatine triturée avec un jaune d'œuf et additionnée de 15 grammes de thériaque et de 120 grammes de lait ne puisse, aussi bien que la térébenthine purifiée, « être donnée en lavement laxatif dans les dévoiements colliquatifs dus à la résorption du pus chez les phthisiques arrivés au dernier degré de la fonte tuberculeuse des poumons, et qu'elle puisse arrêter un flux muqueux de l'intestin. »

En vapeurs. — Si l'on étudie avec attention ce qui est dit dans le même *Traité de thérapeutique* touchant les fumigations des baumes et du goudron, il deviendra évident que les vapeurs balsamiques d'Élatine par *inhalation* (1), et la poussière de cette même substance par les pulvérisateurs, « peuvent guérir les laryngites et les catarrhes chroniques, et être très-avantageusement employées dans les phthisies pulmonaires. » Ajoutons que l'Élatine simplement exposée à l'air y mêle son parfum et le purifie en diminuant les miasmes putrides; aussi son évaporation dans la chambre des malades est-elle spécialement recommandée. Pour que ce mode d'évaporation leur soit profitable, ils devront rester des journées entières au milieu de cette atmosphère balsamique, afin que, par l'inspiration, les vapeurs émanées de l'Élatine passant incessamment à travers les canaux respiratoires, pénètrent dans les poumons.

Pour les affections névralgiques, le mal de tête, l'enchifrennement, le rhume de cerveau, on peut, indépendamment des vapeurs, *renifler* plusieurs fois de l'Élatine légèrement tiède, et l'on se trouvera immédiatement soulagé et souvent même guéri.

Injections. — Dans les affections chlorotiques et les pertes blanches qui les accompagnent, les injec-

(1) L'inhalation consiste à faire chauffer de l'Elatine dans un vase afin d'imprégner l'air de ses vapeurs.

tions d'Élatine agissent puissamment; mais il est indispensable d'en prendre concurremment en boisson.

« Les injections d'eau de goudron, disent MM. Trousseau et Pidoux dans leur *Traité de thérapeutique*, t. II, p. 644, se font surtout dans la vessie affectée de catarrhe chronique; et c'est un moyen que nous conseillons dans les cas où échoue la térébenthine prise à l'intérieur. Nous nous en sommes souvent servis avec un avantage certain. »

A L'EXTÉRIEUR.

Dans certaines maladies de la peau, l'Élatine s'emploie en bains, en lotions, comme topique, et de diverses autres manières, ainsi qu'il a été dit au n° 9 de la 2me section, page 27.

Ce qui précède suffira pour conduire le praticien à faire, par une judicieuse analogie, les applications variées dont cette précieuse substance est susceptible.

Au surplus, comme la nature de l'Élatine est bien connue et que l'efficacité de ses propriétés est constamment appréciée par les médecins, le mode d'administration, soit interne, soit externe, n'ayant rien d'absolu, pourra toujours être modifié dans leurs prescriptions, et appliqué, dans une mesure rationnelle, à chacun des cas particuliers qui se présenteront à leur observation et à leur diagnostic.

SECTION IV.

Appréciations de la presse médicale.

Extrait du journal de Médecine et de chirurgie pratiques, fondé par L. Championnière. Le docteur Chaillou, rédacteur en chef.

Article 6338 du 11e cahier de 1862. NOTE SUR L'ÉLATINE. — Tous les auteurs anciens ont considéré comme des médicaments de premier ordre dans les maladies catarrhales, les substances balsamiques extraites des pins et des sapins. Vers la fin du XVIe siècle, le succès toujours croissant des baumes avait atteint des proportions gigantesques. Depuis cette époque, ces produits ont un peu perdu de leur prestige : mais plus heureux cependant que tant d'autres agents de la matière médicale, ils ont conservé à juste titre la faveur publique, et l'on peut dire du goudron entre autres, *qu'il guérit toujours.*

Cette assertion est fondée, en effet, sur les résultats de la pratique journalière, comme elle est consacrée par les appréciations impartiales qu'en ont faites nos thérapeutistes les plus éminents dans des ouvrages devenus classiques. Nous devons dire toutefois que si, jusqu'à ce jour, l'emploi du goudron n'a pas été aussi général qu'il aurait dû l'être, ses partisans, parmi lesquels nous nous rangeons avec conviction, doivent s'en prendre à l'odeur nauséeuse du médicament et à la malheureuse nécessité où se trouve le malade de boire une quantité énorme d'eau détestable, pour absorber quelques parcelles de l'élément actif qui s'adresse à son affection. Lorsque BERKELEY, sur l'ouvrage duquel nous dirons peut-être quelques mots, et ses contemporains

Prior et A. Reid (1) proclamaient l'efficacité du goudron, et faisaient presque de ce produit une panacée universelle ; ils formaient le vœu, renouvelé par nous bien des fois, que le goudron pût être administré aux malades sous une forme qui le rendît supportable. Or ce vœu est aujourd'hui réalisé, et c'est avec un légitime empressement que nous signalons à nos lecteurs la préparation pharmaceutique qui remplace l'eau de goudron.

Sous le nom d'Elatine, du grec ἐλάτη (sapin), *l'eau de goudron concentrée*, présente tous les avantages de la substance active sans en avoir les inconvénients. Sa couleur topaze est magnifique, son goût et son odeur sont agréables ; l'Élatine a le parfum des sapinières et la senteur aromatique du goudron quand il découle des conifères.

Les usages de l'Élatine étant ceux du goudron, nous croyons superflu de les rappeler à des médecins. Quant à son mode d'emploi, il est des plus simples. Cette liqueur se prend aux repas avec du vin, et dans l'intervalle des repas à la dose de trois ou quatre verres *à bordeaux*, pure ou miellée. On peut également la faire prendre dans du lait, dans du thé. Comme hémostatique, elle doit être administrée de demi-heure en demi-heure, à la dose d'un verre *à bordeaux*, jusqu'à complète cessation de l'hémorrhagie.

Nota. — Cet article a été reproduit par le *Courrier médical* du 14 février 1863 ; par l'*Abeille médicale* du 26 janvier 1863 ; par le *Scalpel de Bruxelles* de 1863, page 84, etc., et aussi par plusieurs journaux politiques et scientifiques.

(1) On trouve à la bibliothèque de médecine de Paris, sous les numéros 1-14-146, les remarquables ouvrages de Prior et de A. Reid, esq. réunis en un volume ; London 1746 et 1747.

Extrait du Courrier médical du 28 février 1863.

GEORGE BERKELEY, SON LIVRE SUR LES VERTUS DE L'EAU DE GOUDRON.

Les nombreux ouvrages que publia George Berkeley, de 1707 à 1753, sur la théologie, la métaphysique, la philosophie; son idéalisme mystique et religieux qu'il opposa, sinon avec succès, du moins avec éclat, au sensualisme toujours progressant de Condillac et de Locke; ses poésies qu'il composa dans l'intimité de Steele, de Swift et de Pope, et qu'il inséra dans les œuvres du célèbre auteur de l'*Essai sur l'homme*, le placèrent au premier rang des hommes illustres du XVIIIe siècle. Mais de toutes ses productions, celle qui l'a immortalisé et qui aujourd'hui fait prononcer son nom avec reconnaissance, c'est son livre intitulé : SIRIS (1) OR A CHAIN OF PHILOSOPHICAL REFLEXIONS AND INQUIRIES CONCERNING THE VIRTUES OF TAR' WATER : *Suite de réflexions philosophiques et de recherches sur les vertus de l'eau de goudron.*

Nous verrons bientôt quelles circonstances et quels sentiments inspirèrent à Berkeley « ce travail le plus ingénieux et le plus profond qui soit sorti de la plume d'un naturaliste chrétien (2). »

Il était marié depuis peu d'années lorsque, en 1728, il conçut le projet d'aller convertir au christianisme les sauvages de l'Amérique. Missionnaire par vocation, il s'embarqua plein d'ardeur et d'espérance pour Rhod' Island où il se proposait de fonder, sous la dénomination de collége Saint-Paul, un établissement destiné à la propagation de la foi Cependant, les ressources pécuniaires, sur lesquelles il avait cru pouvoir compter, lui ayant fait défaut, il fut obligé, après un séjour de quatre années sur les côtes de l'Amérique septentrionale, de revenir dans sa patrie, où il fut bientôt nommé évêque de Cloyne (Irlande). Ce savant prélat gouvernait son

(1) Du grec Σειρίς, lien, enchaînement.
(2) *Thérapeutique respiratoire*, par le Dr SALES-GIRONS.

diocèse depuis vingt ans, lorsqu'il songea à publier une édition complète de ses œuvres. Voulant en surveiller lui-même l'impression, il se rendit à Oxford. C'est dans cette ville qu'il mourut presque subitement, à l'âge de 69 ans (1753).

Pendant la traversée d'Angleterre au Nouveau-Monde, Berkeley fut témoin d'un fait fort curieux dont il tira un parti considérable. Le vaisseau qui le portait ayant été ralenti dans sa marche par des vents contraires auxquels avait succédé un calme longtemps invariable, les provisions s'épuisèrent; bientôt une épidémie se déclara parmi les gens de l'équipage. Une fièvre brûlante consumait les matelots et les passagers; les plus malades étaient relégués à fond de cale. Quelques-uns de ces malheureux étendus par terre, et dévorés d'une soif ardente, burent de l'eau qui séjournait sur les parties goudronnées du navire. Tous ceux qui firent usage de cette boisson furent guéris; mais les malades qui ne purent surmonter le dégoût qu'inspire le goudron succombèrent.

Observateur profond et judicieux, Berkeley comprit que c'était aux propriétés bienfaisantes de cette résine que les matelots devaient leur salut. Lui-même s'empressa d'en boire et fut préservé de la contagion. Pendant sa mission dans le nord de l'Amérique, l'illustre philosophe s'appliqua constamment à expérimenter ce baume salutaire, qui, depuis des siècles, était en usage dans ces contrées comme préservatif et curatif de la variole. Tourmenté du zèle le plus ardent pour le genre humain, éminemment doué des qualités propres à rendre ce zèle utile, le missionnaire, de retour dans son pays, s'efforça de populariser un spécifique si merveilleux, et, lorsqu'il fut devenu évêque, il se fit la providence des habitants de son diocèse en répandant parmi eux l'usage de l'eau de goudron qui leur rendait et leur conservait la santé.

Lui-même, déjà sur l'âge, s'étant un jour senti pris de coliques nerveuses, s'administra le bienfaisant mais nauséeux liquide, et fut presque aussitôt guéri. Dans sa reconnaissance pour un topique si efficace, il écrivit le livre dont nous venons de parler. Cet ouvrage, publié en 1744, fit une grande sensation en Angleterre et eut, en peu d'années, plusieurs éditions. Il avait pour épigraphe ces mots si chrétiens : « Tandis que nous en » avons le temps, faisons du bien à tous! » Aussi le public s'empressa-t-il de recourir constamment à un livre qui était l'application même de ces belles paroles de l'auteur : « Tous les hommes sont, je ne dirai pas seu- » lement autorisés, mais obligés à concourir à l'utilité » commune. Je croirais manquer au devoir et à l'affec- » tion que j'ai pour mes semblables et surtout pour » ceux qui souffrent, si je ne leur faisais connaître les » vertus salutaires et les propriétés médicinales du » goudron, qui, dans ma conviction formée et fortifiée » par mes nombreuses expériences, est un remède qui » peut assurément s'appliquer à presque toutes les ma- » ladies. Je voudrais comme cet ancien philosophe qui » du haut des portiques criait à ses concitoyens : Son- » gez à bien élever vos enfants, je voudrais pouvoir me » placer assez haut pour crier à tous ceux qui souffrent : » Faites usage de ce précieux remède. »

Dans son remarquable ouvrage intitulé : *le Vieux neuf*, Edouard Fournier affirme que « dès lors la fortune du goudron fut faite ! »

En effet, les membres de la Société royale de Londres se firent un devoir de préconiser, au point de vue de la santé publique, les vertus d'un remède qui était surtout à la portée des pauvres. Exposées avec conviction dans un livre dont l'autorité reposait sur des faits irrécusables enregistrés par un homme éminemment chrétien, ces vertus semblaient à la docte assemblée une révélation de la puissance de cet arbre de vie qui est destiné à combattre les maux de l'humanité.

Ce serait une erreur de croire, d'après ce qui précède, que Berkeley fut l'inventeur de l'eau de goudron. Il prend soin lui-même de nous avertir que de temps immémorial cette boisson était en usage dans les colonies anglaises.

Ce n'est pas seulement en Amérique que le goudron était en honneur. Bien avant l'ère chrétienne, Hippocrate et ses disciples employaient le suc et le fruit des pins et des sapins contre les crachements de sang. Dioscoride, médecin d'Antoine et de Cléopâtre, administrait, dans un grand nombre d'affections pulmonaires, et surtout dans les hémoptysies, soit des décoctions de sapin, soit du vin de goudron. Pline écrivait que l'arbre partout et toujours vert, après avoir été pour l'homme vivant la source de la conservation et de la santé, le préserve, par l'embaumement, des insectes qui le rongent après la mort.

Mais ce qu'on peut dire justement, c'est que Berkeley a popularisé le goudron par un empirisme rationnel appuyé sur une saisissante théorie de la magnifique végétation des pins et des sapins. La lecture de son livre a un attrait irrésistible. Après avoir fait connaître les motifs qui l'ont porté à écrire cet ouvrage, il énumère les maladies dont il triompha, pendant vingt-cinq ans, en conseillant l'emploi de ce baume qui résume en lui toutes les vertus des conifères.

« L'eau de goudron, dit-il, peut se boire en toute » sûreté pour la guérison ou le soulagement d'un grand » nombre d'affections. C'est un préservatif de la petite » vérole, un remède contre la corruption du sang, » l'ulcération des entrailles et des poumons, les toux » consomptives, la pleurésie, la péripneumonie, l'é- » risypèle, l'asthme, les indigestions, les maux ca- » chectiques et hystériques, la gravelle, l'hydropisie, » et toutes les espèces d'inflammations. Elle est » d'un excellent usage contre la goutte néphrétique, » les migraines, les maux de tête invétérés, les » maux de nerfs, les langueurs et maux d'estomac. » Elle guérit la gangrène, le scorbut et les maux » hypocondriaques. Elle doit être recommandée aux » gens de mer, aux femmes trop souvent affligées » de maladies spéciales, aux hommes d'étude et à toutes » les personnes qui mènent une vie sédentaire. L'eau » de goudron a non-seulement le don de guérir, mais

» elle a aussi celui d'entretenir la santé et de conduire » à un grand âge, parce qu'elle ranime le sang et ra- » jeunit la nature. Enfin, elle a une puissance surpre- » nante contre les fièvres de toutes sortes. »

Sans doute, cette énumération pourra faire croire que Berkeley considérait l'eau de goudron comme une panacée; toutefois, il trouvera grâce devant une science trop sévère, si l'on considère que le succès a seul le don de produire l'enthousiasme et souvent l'exagération. C'est de cette exagération et peut-être aussi de l'extrême efficacité du remède, que vint l'espèce d'indifférence qui succéda à cet immense enthousiasme qu'avait excité Berkeley. Mais disons à la gloire des spécialistes éminents de notre époque, qu'en reconnaissant au goudron une valeur thérapeutique de premier ordre, ils consacrent l'expérience non interrompue de plus de vingt siècles et la fortifient, chaque jour, par les conquêtes d'une pratique éclairée.

Les limites de cette notice ne permettent pas de citer le nom de tous les médecins qui se sont appliqués à traiter certaines maladies avec le goudron et qui ont consigné leurs succès dans des ouvrages devenus classiques. Cependant nous regardons comme un devoir de transcrire quelques lignes des illustres docteurs qui, après avoir parlé des vertus du goudron, mentionnent dans leur *Traité de thérapeutique* (1) LE LIVRE EXTRAORDINAIRE de Berkeley. « L'eau de goudron est un » adjuvant très-efficace, comme nous l'avons déjà indi- » qué pour le catarrhe de la vessie. Mieux que la téré- » benthine ou son essence, elle peut être administrée » dans les catarrhes pulmonaires, surtout lorsque ces » affections sont encore exemptes de l'élément inflam- » matoire... C'est certainement une des boissons les » plus recommandables dans tous les flux muqueux » et mucoso-purulents, principalement dans ceux de la » membrane trachéo-bronchique, on peut même dire » dans toutes les phlegmasies chroniques des membra-

(1) Par A. TROUSSEAU et H. PIDOUX, t. II, p. 642.

» nes muqueuses ulcératives ou non; mais ceci regarde » plus particulièrement les applications topiques qu'on » peut en faire... Dans les ouvrages récents, elle est » conseillée dans les dyspepsies, la cachexie scorbuti- » que. Ce qu'il y a de certain, c'est qu'elle augmente » l'appétit et pousse aux urines. »

Une des preuves les plus incontestables des propriétés médicamenteuses du goudron résulte des efforts que les praticiens de tous les temps ont faits pour le dépouiller de son odeur empyreumatique et le rendre potable. Son nom seul emporte l'idée d'un goût détestable. Berkeley lui-même, tout en cherchant à obtenir une préparation moins nauséeuse, ayant reconnu qu'elle était encore repoussante pour les malades les plus déterminés, dut enfin se borner à faire des vœux pour que de nouvelles recherches amenassent la découverte d'un mode d'administration qui en fît un remède tout à la fois *ami de l'estomac et du palais*. La science moderne a donc rendu un immense service à l'humanité en concentrant les principes actifs du goudron en une solution aqueuse d'un goût et d'une odeur agréables dont le nom indique la senteur aromatique des conifères (1). Ainsi, désormais, le goudron pourra être administré, non-seulement comme adjuvant, mais surtout comme un des remèdes les plus héroïques.

C'est dans les conditions pharmaceutiques dont nous venons de parler, qu'un praticien distingué voulait naguère que toutes les nourrices fussent soumises à l'usage continu de cette solution. Il est certain qu'aucune spéculation en faveur des générations ne mérite une plus large place dans le domaine de la pratique. En effet, si nous remontons la chaîne des âges jusqu'à l'antiquité, nous retrouvons cette même pensée consacrée par l'histoire d'une jeune fille que consumait la phthisie, et que son médecin sauva, en lui ordonnant de ne prendre que du lait d'une chèvre nourrie avec les branches et le feuillage des pins et des sapins.

Dr Barbier.

(1) Elatine, du grec ἐλάτη, sapin.

Extrait de la Lancette française, Gazette des hôpitaux du 28 février 1863.

Depuis quelque temps les principaux organes de la presse médicale ont signalé l'Élatine ou *solution aqueuse de goudron*. La question n'est pas de savoir si le goudron a des vertus thérapeutiques, mais de constater une découverte qui en rend l'usage à la fois efficace et agréable. Ce que, depuis Hippocrate, on a cherché en vain à obtenir, la science moderne l'aurait complétement réalisé dans l'Élatine, dont l'étymologie grecque indique suffisamment la signification. D'une belle couleur jaune clair, d'un goût et d'une odeur qui plaisent et d'une stabilité parfaite, elle n'est pas une boisson adjuvante comme l'eau de goudron ordinaire, mais un remède énergique. Cette préparation, qui résume tous les principes actifs et salutaires d'un baume précieux pour la thérapeutique, mérite de fixer sérieusement l'attention des praticiens.

Extrait de l'Année pharmaceutique de 1864 (1).

L'Élatine, du grec ἐλάτη, sapin, est une solution aqueuse de goudron de sapin du nord. « Sa couleur to-

(1) Nous ne citerons pas ce remarquable ouvrage sans payer un juste tribut d'éloges à son auteur M. Parisel. Parvenu à sa quatrième année avec un succès toujours croissant, ce livre offre un ensemble de faits qui le rend indispensable non-seulement aux praticiens, mais aussi aux gens du monde. Un grand nombre de questions du plus haut intérêt, telles que *la liberté de la pharmacie*, y sont traitées avec toute l'autorité d'un véritable talent. Quant à nous, nous ne saurions trop féliciter M. Parisel d'avoir réuni tous les documents théoriques et pratiques propres à vulgariser les médications par les résineux et surtout par les goudrons. Il appartenait, en effet, au savant chimiste, auteur *des dérivés du goudron*, de contribuer par ses consciencieux travaux à remettre en honneur dans les conditions de la science moderne, ces agents les plus précieux de la matière médicale.

» paze, dit le *Journal de médecine et de chirurgie pra-*
» *tiques*, est magnifique, son goût et son odeur agréa-
» bles, et elle présente tous les avantages de la subs-
» tance active de cette résine, sans en avoir les incon-
» vénients »

Aussi est-il reconnu que l'Élatine est un puissant médicament à administrer dans les cas suivants :

1° Organes respiratoires. — *Hémostatique*, dans les congestions et hémorrhagies pulmonaires ; *béchique* et *balsamique*, dans les bronchites chroniques, le catarrhe des bronches, l'asthme catarrhal, les enrouements, la phthisie, etc.

2° Organes digestifs. — *Stimulant* et *tonique*, dans les gastrites chroniques, les gastralgies, l'hépatite chronique, la dyspepsie, etc.

3° Organes génito-urinaires. — *Spécifique*, dans le catarrhe de la vessie, la colique néphrétique, les flueurs blanches, la gravelle, la gonorrhée chronique rebelle au traitement ordinaire par le copahu et par le poivre cubèbe.

En même temps que l'Élatine administrée à l'intérieur guérit le mal, employée en lotions elle fait disparaître les affections cutanées symptomatiques d'une débilitation générale ou d'affections scrofuleuses, cachectiques, etc.

Du reste, cette préparation est susceptible d'un grand nombre d'applications, et son innocuité en fait une médication des plus précieuses.

Un des effets remarquables de l'Élatine est son influence sur la voix, à laquelle elle donne une force et une flexibilité qui la recommandent particulièrement aux orateurs, aux professeurs, aux artistes et aux chanteurs.

Contrefaçon. — Le public ne pourra jamais être dupe des contrefaçons ni des falsifications s'il veut bien remarquer :

1° Que le modèle de la bouteille demi-cristal et de forme conique, est déposé à *perpétuité,* en vertu de l'article 19 de la loi du 18 mars 1806 ;

2° Que l'étiquette illustrée qui la recouvre est l'œuvre d'un artiste distingué, DAUBIGNY; qu'elle est une propriété exclusive, et que, sur le côté gauche, sont gravés ces mots : *Auxilium naturæ dolenti ;*

3° Que la marque de fabrique représentant les armes de Suède et de Norwége, pays des grandes sapinières, a été accordée conformément à la loi du 23 juin 1857 ;

4° Que l'étiquette de garantie armoriée et collée au-dessous de la bague du goulot, porte les signatures BOUIX et BÉRAL, et cette devise : *E prudentiâ profero sanitatem ;*

5° Que le bouchon est scellé par une empreinte de cire rouge au nom de BOUIX.

En outre, comme les consommateurs sont les plus intéressés à conjurer les contrefaçons, nous les prions instamment de vouloir bien *lacérer ces étiquettes avec la pointe d'un couteau* dès que les bouteilles seront vides.

Prix. — Le prix de la bouteille est de **2** fr. **50** c.

Comme l'ÉLATINE s'applique à une foule de maladies chroniques, et que, dans ces cas, l'emploi peut en être plus ou moins prolongé, le consommateur aura droit à une remise proportionnelle dans le prix, qui sera réduit :

Pour **10** bouteilles à **22** fr. **50** c.
Pour **20** — **40** fr.

Toutes les demandes devront être adressées à la pharmacie BÉRAL, 14, rue de la Paix.

NOTA. *On envoie cette brochure à toute personne qui en fait la demande par lettre affranchie, et contenant un timbre de 10 centimes pour les droits de poste dans la France et l'Algérie.*

TABLE.

SECTION I.

SECTION II.

SECTION III.

SECTION IV.

SAINT-CLOUD. — IMPRIMERIE DE Mme Ve BELIN.

www.ingramcontent.com/pod-product-compliance
Ingram Content Group UK Ltd.
Pitfield, Milton Keynes, MK11 3LW, UK
UKHW020448180726
13839UKWH00004B/1696